LA
MÉDECINE LÉGALE
EN CHINE

EXPOSÉ DES PRINCIPAUX PASSAGES CONTENUS

DANS LE SI-YUEN-LUH.

PAR LE

Dr MARTIN

Ex-médecin de la légation de France à Pékin.

Extrait du JOURNAL DES CONNAISSANCES MÉDICALES

PARIS

IMPRIMERIE DE LA FACULTÉ DE MÉDECINE

A. PARENT, A. DAVY, Sr

31, RUE MONSIEUR-LE-PRINCE, 31

1882

LA MÉDECINE LÉGALE

EN CHINE

LA
MÉDECINE LÉGALE
EN CHINE

EXPOSÉ DES PRINCIPAUX PASSAGES CONTENUS

DANS LE SI-YUEN-LUH

PAR LE

Dr MARTIN

Ex-médecin de la légation de France à Pékin.

Extrait du JOURNAL DES CONNAISSANCES MÉDICALES

PARIS

IMPRIMERIE DE LA FACULTÉ DE MÉDECINE

A. PARENT, A. DAVY, Sr

31, RUE MONSIEUR-LE-PRINCE, 31

1882

LA

MÉDECINE LÉGALE EN CHINE

EXPOSÉ DES PRINCIPAUX PASSAGE CONTENUS
DANS LE SI-YUEN-LUH.

Ce n'est pas, à proprement parler, la traduction littérale et complète d'un livre chinois que nous essayons de donner, mais plutôt une analyse assez exacte et assez étendue pour qu'on puisse juger de l'état de la médecine légale en Chine et conséquemment de la jurisprudence qui découle des principes de cette science.

Mais, avant d'aborder notre sujet, qu'on nous permette quelques réflexions générales.

Toute œuvre, fût-elle à peu près dénuée de valeur littéraire ou scientifique, peut néanmoins présenter certains aspects qui la rendent utile à consulter pour ceux qui recherchent les manifestations des idées et des conceptions propres à un peuple, et des détails sur ses mœurs et ses habitudes sociales ; ce sont là autant de matériaux que l'ethnographie utilise et qui servent à établir le degré qu'occupe ce peuple dans l'échelle de la civilisation.

Les sinologues sont sans doute bien éloignés encore d'avoir épuisé la série pour ainsi dire infinie des monuments littéraires que les chinois ont entassés depuis les premiers temps d'un passé si reculé qu'il semble défier toutes les chronologies que les savants ont proposées : toutefois, ce qu'ils nous ont fait connaître constitue des éléments d'appréciation qui permettent d'exprimer des jugements tels que les recherches ultérieures ne nous paraissent pas destinées à les modifier dans leurs bases. Certains d'entre eux ont, sans doute, fait des réserves pour ce qui concerne la philosophie : il en est même et des plus autorisés, tels que Meadows, dans son très remarquable ouvrage (*chinese and their rebellions*), qui vont jusqu'à comparer les métaphysiciens chi-

M.

1

nois aux plus grands de l'Europe ; il prétend reconnaître que Leibnitz a extrait sa théorie dynamique des commentaires de Choo-tze, écrivain du xiiie siècle : ce même auteur anglais déclare que pour lui la métaphysique sinique donne une idée aussi exacte de la divinité que celle du célèbre philosophe Morell.

Mais quand il s'agit de science, les jugements ne sont plus les mêmes ; presque tous sont unanimes à la déclarer nulle.

Lorsque les missionnaires européens, envoyés par la cour de Rome, quittèrent leur patrie pour se rendre dans ces contrées lointaines dans le but de les évangéliser, ils ignoraient ce qu'était ce peuple sur lequel ils n'avaient que des renseignements bien insuffisants et qu'ils n'étaient pas éloignés de se représenter comme à demi barbare.

Grand fut leur étonnement lorsqu'ils s'aperçurent qu'ils avaient à traiter avec une société fort policée, pourvue d'une agriculture admirable, douée à un haut degré du génie commercial, très adonnée à l'industrie, habile dans certains arts, bien supérieure, en un mot, à beaucoup d'Etats européens. Il se fit dans leur esprit une réaction telle que leur correspondance avec l'Europe y produisit une grande sensation.

Etait-ce bien là leur sentiment intime ou plutôt ne jugeaient-ils pas prudent de flatter l'orgueil d'une nation dont ils devaient avant tout chercher à s'attirer les sympathies afin d'arriver un jour à faire plus solidement sa conquête religieuse?

Quoi qu'il en soit, leurs lettres étaient empreintes d'un caractère de sincérité tel, que le P. du Halde a écrit, d'après leurs assertions, cette admirable compilation sur la Chine et que cet ouvrage est celui qu'on consulte avec le plus de fruit même encore de nos jours où les choses sont à peu près ce qu'elles étaient du temps des missionnaires. Or, le tableau qu'il fait de la civilisation est tout à la louange de la Chine et sur beaucoup de points, se livrant à une comparaison avec l'Occident, il trouve que les choses se font mieux en Chine : il dit, par exemple, que les établissements hospitaliers sont mieux tenus et que les prisons ne sont pas « ces sales repaires » qu'on rencontre en Europe.

Depuis ce temps, les situations respectives ont bien changé, mais il est assez probable qu'elles étaient ce que nous les représente du Halde d'après les informations puisées dans les lettres Édifiantes : quant aux témoignages des jésuites relativement à la question scientifique, quoique encore très flatteurs, ils sont inacceptables bien que, nous le reconnaissons, la science au temps de Louis XIV et surtout la science médicale, fût encore bien peu sérieuse; cependant il est hors de doute qu'elle laissait loin derrière elle celle des Chinois; donc sur ce terrain, leur incompétence rend leurs jugements erronés. Ils admettent que les Chinois ont de tout temps excellé dans la science médicale, que les livres qui en traitent ont toujours été environnés de respect et qu'ils sont les seuls qui aient été exceptés du barbare édit de proscription de Tsing-che-hoang : conséquemment la tradition de ces livres n'a jamais été rompue et, comme elle remonte à plus de deux mille ans, ils renferment des trésors considérables.

Suivant ces mêmes missionnaires, il meurt plus de monde dans les campagnes que dans les grandes villes et la raison de ce fait, c'est qu'il n'y a que des ignorants dans les villages, tandis que les centres populeux possèdent des médecins habiles.

Ils soutiennent que les ouvrages sont toujours conçus avec ordre et méthode et ils s'extasient sur la découverte que les savants de ce pays ont faite du rapport entre les mouvements du soleil et ceux du sang.

Quant à l'anatomie, ils la considèrent comme assez avancée et voici à quoi ils attribuent la connaissance de cette science. Vers le ive siècle, un gouverneur de province avait à prononcer une sentence contre quarante scélérats qui avaient fait périr plusieurs femmes et leurs enfants et auxquels ils avaient ensuite ouvert le ventre pour en arracher les entrailles. Il vit là une occasion de satisfaire la justice et la science tout à la fois, et il convia des artistes qu'il chargea de dessiner les organes internes de ces assassins pendant que des médecins experts dirigeaient le fer du bourreau,

Tels sont les principes qui servent de base à la science de l'anatomie chez les Chinois, et qui paraissent suffisants aux missionnaires; mais il est évident qu'il n'y a rien de sérieux à fonder sur une telle base; aussi, les théories chinoises sont-elles un tissu d'absurdités; c'est bien cette conclusion à laquelle est arrivé M. Lepage, qui, vers 1813, publia des Recherches sur la médecine des Chinois; il leur accorde bien quelques notions en anatomie, mais il ne porte pas son attention sur ce fait que, depuis deux siècles qu'ils ont des relations avec les Européens, ils ont pu acquérir quelque instruction par des traductions et des représentations figurées; pour ce qui est de la science des maladies, M. Lepage la considère comme obscure ou ridicule.

Depuis cette époque, un nombre assez considérable de savants de l'Europe se sont occupés de la bibliographie médicale sinique. C'est par centaines que les traductions se comptent à l'heure qu'il est; il est donc possible de se faire une idée assez exacte de l'importance de ces ouvrages, et on arrive à cette constatation qu'ils n'ont à peu près aucun intérêt.

Dans une étude historique et critique qui a paru dans la Gazette hebdomadaire (1873), nous avons énuméré ces traductions et donné quelques mots d'avalyse sur les principales; finalement, nous sommes arrivés à cenclure qu'ils sont tous dénués de valeur scientifique.

C'est le même jugement qu'en porte le Dr Henderson, dans le Journal de la Société royale asiatique (1864, art. V, n° 1) : « Les Chinois, dit-il, ne sont pas plus ignorants en médecine que dans les autres sciences; ils n'y entendent absolument rien. »

Depuis lors, plusieurs travaux ont paru sur la médecine chinoise, et leurs auteurs ont essayé de montrer qu'elle renferme des choses que nous pouvons utiliser. Ces auteurs se sont trompés, et nous n'insisterons pas pour démontrer l'exactitude d'une assertion que nous croyons avoir surabondamment établie. Ceci, dit-il, semblerait que nous ne sommes plus conséquents avec nous-mêmes, en nous proposant de nous entretenir de quelque ouvrage que ce soit sur la médecine. Aussi avons-nous pris soin, dès le début, d'expliquer comment nous sommes appelé à parler du Si-yuen-luh.

Ce livre est une sorte de Compendium de médecine légale et de jurisprudence médicale, attendu qu'il sert de guide aux juges et aux médecins chinois.

Il a été composé vers l'an 1248, d'après les documents épars dans les divers traités de législation. Son compilateur est un certain Sung-Tze, médecin célèbre de l'époque. Depuis, d'autres éditions, toujours remaniées, ont paru, et, dans le cours du xviie siècle, le chiffre s'en est élevé à sept.

Ce mot *Si-yuen-luh* se compose, comme on voit, de trois caractères dont l'assemblage signifie : *le lavage de la fosse*; nous verrons plus loin quel sens il faut attribuer à cette expression; disons tout de suite qu'il s'agit de la description des procédés à l'aide desquels la justice cherche à reconnaître sur un cadavre les preuves d'un crime.

Quand les magistrats et les hommes de l'art se sont conformés scrupuleusement aux prescriptions de cette sorte de code, sont-ils certains d'être mis en possession des preuves sur lesquelles doit s'appuyer toute sentence conforme à la justice?

C'est là une question délicate, mais indispensable à résoudre; or, notre sentiment, c'est qu'il n'est pas impossible qu'ils croient à l'infaillibilité du criterium, c'est-à-dire des procédés que leur fournit le Si-yuen-luh, et qu'ils y croient au même titre que les bonzes croient à l'infaillibilité des pronostics qu'ils tirent de la méthode appliquée au bon ou mauvais Fong-Shue, et à l'efficacité de leurs prières dans les cérémonies du culte des ancêtres.

Ce qui est incontestable, c'est que ce livre constitue entre leurs mains une arme puissante; et ce qui n'est pas moins certain, c'est que le peuple est persuadé qu'aucun crime, et spécialement aucun empoisonnement ne saurait échapper à l'instruction conduite d'après les procédés contenus dans le Si-yuen-luh.

C'est une conviction telle que, dès le moment où un accusé apprend que son crime doit passer au crible de cette instruction, il est tout disposé à l'aveu spontané.

A ce point de vue, il est aisé de comprendre que le Si-yuen-luh est un auxiliaire précieux de la justice. De plus, si l'accusé comme nous venons de le dire est enclin à déclarer son crime, il ne s'expose pas à la torture si fréquemment mise en usage autrefois et si terrible par les épreuves barbares auxquelles étaient soumis les malheureux qui espéraient toujours qu'en niant, ils échapperaient dans les cas où les témoignages faisaient défaut. Sans doute, les services que le Si-yuen-luh peut rendre aux magistrats honnêtes sont atténués par les abus que commettent ceux qui ne le sont pas, et qui sont fort probablement en nombre supérieur ; ceux ci ont alors toute facilité pour tirer de fausses inductions lorsque leur intérêt est en jeu et que le gain qu'ils cherchent à en tirer depend d'une sentence qu'ils accommodent aisément à leurs caprices : l'intégrité de la magistrature chinoise, depuis longtemps, est devenue une de ces pompeuses théories que célèbrent à l'envi les livres de morale : mais quand on la cherche dans le pratique, on ne la trouve que rarement et fort affaiblie.

A notre connaissance, le Si-yuen n'a pas été traduit in extenso en français; dans les Mémoires concernant les Chinois (t. IV, p. 421-59), on trouve une Notice du P. Cibot; l'idée que ce savant missionnaire donne du Si-yuen, quoique exacte, est incomplète; ainsi, il croit nécessaire de passer sous silence le chapitre consacré aux poisons, afin, dit-il, *de ne pas révéler à l'Europe des horreurs qu'elle a le bonheur d'ignorer.*

Plus loin (t. VIII, p. 262), du même ouvrage, nous extrayons le passage suivant : « *Les médecins chinois ont composé un livre pour aider les mandarins, qui font lever les cadavres, à distinguer rsqu'un homme s'est étranglé lui-même, ou s'il l'a été par un autre, quand il s'est noyé ou si son corps a été jeté à l'eau après la mort; ils ont imaginé des moyens pour faire apparaître sur un cadavre à demi putréfié et sur les os eux-mêmes les meurtrissures et les coups qui ont occasionné la mort.* »

Dans les Transactions of the China branch of the Royal Asiatic Society, se trouve une intéressante notice de W. A. Harland, M. D. (Pt. IV, art. 5, 1853).

Il en existe une traduction en hollandais par de Grijs (Verhand, van het Bataviaasch Genootschap van Kunsten en Wetenschappen. Vol. XXX; Batavia, 1865).

Dans le China Review, M. H. A. Giles en a commencé une, dont les deux premiers livres ont déjà paru et sont publiés dans le vol. III (1874-1875). Nous venons de voir que les auteurs, qui, dans les Mémoires, ont parlé du Si-yuen-luh, gardent le silence le plus complet sur les passages relatifs aux empoisonnements et à l'énumération des substances toxiques. Cette omission est intentionnelle et due, ainsi qu'ils le disent eux-mêmes, à ce qu'ils craignaient de faire connaître à l'Europe les poisons dont les Chinois se servent assez fréquemment et principalement dans un but abortif ; c'est aux criminalistes d'Europe à voir si, au siècle dernier, les craintes d'une importation de produits toxiques étrangers étaient fondées; aujourd'hui nous doutons que la Chine puisse grossir l'arsenal toxicologique des contrées de l'Occident.

Le Si-yuen-luh n'est pas non plus un de ceux que tout Chinois puisse aisément se procurer ; il n'existe pas dans le domaine public et il y a contravention de la part des libraires qui le détiennent sans être pourvus de la licence légale ; c'est qu'en effet, il renferme des renseignements que la police chinoise regarde comme devant rester ignorés du public.

Entrons maintenant dans l'exposé des principaux passages du Si-yuen-luh ; nous éviterons autant que nous pourrons les redites si fréquentes du livre et qui résultent en grande partie du manque d'ordre et de méthode, caractéristique assez ordinaire des compositions chinoises ; d'ailleurs, pour cet ouvrage spécialement, ces redites sont intentionnelles et contribuent à conférer au sujet des allures plus mystérieuses, susceptibles de dérouter les lecteurs indiscrets.

Le Si-yuen-luh se compose de cinq livres; nous les présentons dans leur ordre successif; cependant nous omettons un certain nombre de passages qui nous paraissent par trop dénués d'intérêt, et nous en rapprochons d'autres qui se relient un peu mieux entre eux, et qui, disséminés çà et là, dans le texte chinois, donnent lieu à ces répétitions dont nous parlons plus haut.

Chaque livre est divisé en plusieurs chapitres où sont énoncés et développés les divers arguments ou propositions, et il débute généralement par des considérations générales ayant plus ou moins de rapport avec le sujet qu'il traite; puis celui-ci s'arrête brusquement pour céder la place à l'énoncé d'une sentence, à une dissertation sur la brièveté de la vie, sur les passions auxquelles il ne faut pas s'abandonner, sur la vue d'un cadavre qui est faite pour jeter l'épouvante parmi la multitude lorsqu'elle voit la justice se livrer à une expertise; à elle seule, s'écrie l'auteur, elle est capable de faire concevoir pour le crime une horreur salutaire

Enfin l'auteur écrit, par intervalle, en vers de 7 caractères et rimés; est-ce un échantillon de ses aptitudes poétiques qu'il désire présenter, ou bien prend-il ce moyen pour envelopper sa pensée dans un langage mystérieux qui en impose au public par l'impossibilité où il est mis d'y comprendre quoi que ce soit ?

Nous ne chercherons pas à démêler ces questions aussi embrouillées que ces passages que les lettrés les plus savants nous ont avoué être tout à fait hors d'état de comprendre.

Le Si-yuen-luh ne contient pas seulement les recherches et les doctrines de l'auteur, il renferme encore l'exposé des méthodes que les empereurs précédents ont sanctionnées et qui ont paru sous le nom de tel ou tel médecin ou magistrat. C'est ainsi qu'un juge célèbre de Han-Kou-Sse, appelé T'san, a composé trois livres sur cette matière, qu'il a adressés au tribunal des crimes; ils ont été examinés avec soin, et le gouverneur de la province a ordonné aux juges de son ressort d'y puiser les instructions capables de les éclairer ; les autres vice-rois en firent autant et c'est alors que dans la trente-cinquième année du règne de Tien-lung, ce souverain lança un décret dans lequel il est dit que le principal juge de Han-Kou-Sse ayant présenté plusieurs règles nouvelles pour l'examen médico-légal des os, l'empereur examina avec sollicitude son travail, et après y avoir ajouté quelques instructions personnelles, il signa de son pinceau rouge, de sorte que ces règles reçurent une consécration officielle. Dans son mémoire, Tsan insiste spécialement sur le phénomène de la putréfaction, il fait voir qu'elle est souvent un obstacle à l'examen et il avertit que le Si-yuen ne donne pas toujours des règles suffisantes pour que les magistrats puissent exprimer une opinion raisonnée ; il se propose donc d'en substituer de meilleures.

LIVRE PREMIER.

Ce livre commence par un historique très étendu des phases par lesquelles la juridiction criminelle a passé depuis les temps les plus reculés jusqu'à l'époque actuelle, puis il insiste sur le soin tout particulier avec lequel les dynasties qui se sont succédées, ont tenu la science médico-légale au courant des pratiques les plus répandues et les plus perfectionnées.

Quels sont les préparatifs pour procéder à un examen médico-légal?

Les magistrats ont le devoir de faire face à toute éventualité.

Lorsqu'ils sont en présence d'un cadavre, ils donnent l'ordre de planter un drapeau afin que le public soit averti qu'il ne doit pas s'approcher; ils choisissent alors une place propice pour le lavage du cadavre et ils doivent s'en tenir à la distance d'un demi-thien, c'est-à dire de 6 pieds chinois.

On a requis quatre maçons afin de pratiquer une fosse dont les dimensions seront les suivantes : 5 pieds de longueur, 2 pieds et demi de largeur, 2 de profondeur; ce trou pourra présenter des dimensions plus considérables lorsque celles du cadavre l'exigeront.

On sera muni de deux tables vernies, n'ayant pas encore servi, de plusieurs chaises et de parapluies couleur jaune, d'une certaine quantité de petits morceaux de bambou, destinés à rassembler les ossements, de 2 larges barils pleins d'eau, de 2 bassins en bois, baguettes et pinces en fer, pelles, rateaux, brosses, nattes en bambou et en herbes sèches, ciseaux, grands et petits, serrure pour fermer le baril qui renferme les ossements, des fils de coton, de chanvre et de soie, des pièces de coton pour envelopper le cadavre.

L'énumération comprend encore d'autres objets ; nous nous en tiendrons là.

Quelles sont les précautions à prendre pour procéder aux expertises ?

1º Il faut relever avec soin le cadavre.

2º Examiner l'état des blessures extérieures.

3º Noter la présence ou l'absence des vers qui peuvent se trouver sur le corps.

4º Il y a des cas qui exigent la présence de l'inculpé.

5º Examiner l'expression de la physionomie.

6º Il faut savoir que l'état des blessures varie suivant la saison.

7º Règles pour l'examen des femmes.

8º Règles pour les cadavres congelés.

9º Règles pour les corps putréfiés.

10º Soins à prendre pour rassembler les os.

11º Nécessité de les compter.

L'auteur trace ici quelques règles pour le traitement des blessures dans les cas où la victime donne encore des signes de vie. Si on répand quelques gouttes de sang d'un fils sur les os dont on ne connaît pas la provenance, on reconnaît que ce sont des os d'un père à ce signe que le sang pénétrera dans leur intérieur, ce qui ne se produit pas au cas contraire.

Puis il passe à la description des parties du corps accessibles à un instrument et à une arme pouvant occasionner aisément la mort; ces parties sont au nombre de soixante; il donne deux planches pour faciliter l'intelligence du texte : l'une de ces planches représente la partie antérieure du corps.

La tête présente 10 endroits très vulnérables et où un instrument détermine à coup sûr la mort; les plus importants sont : le vertex, la partie médiane du front, le dessus des oreilles, les tempes, les conduits auriculaires; puis vient la partie latérale et antérieure du cou, le sternum.

La région postérieure du tronc offre huit points particulièrement vulnérables, ce sont : la partie postérieure du cou, les bosses situées derrière les oreilles, les omoplates, les côtes, les vertèbres dorsales et les lombaires.

Les blessures de la face sont les moins graves.

Il donne les notions anatomiques indispensables au médecin légiste.

La première condition à remplir pour celui qui a mission de procéder à une expertise sur un cadavre, c'est d'avoir une grande habitude de respirer les odeurs méphitiques, afin de n'en être pas incommodé durant l'opération, et de pouvoir conduire celle-ci avec calme et sang-froid.

Si l'autorité juge que les membres de la famille de la victime ont besoin d'assister à l'expertise, on les requiert.

Les magistrats ont pour devoir d'être eux-mêmes présents et d'en suivre toutes les phases.

Leur premier soin est de bien voir si le terrain a été remué avant l'inhumation ; on déblaye alors le tumulus, on extrait la bière et on découvre le corps dont les parents vérifient l'identité.

La hauteur et la forme du tumulus sont d'une grande importance (1).

On s'informe du nom du fossoyeur, lequel peut, en effet, donner quelques indications ; on regarde de quel côté le cadavre est tourné dans la bière ; on voit s'il est entouré d'une natte.

Cela fait, on prend le corps pour le déposer sur le sol ; c'est alors que les magistrats s'en approchent pour en faire un examen général qui peut leur suggérer des remarques utiles, puis ils ordonnent qu'on commence les opérations.

La première est celle du lavage ; elle est de la plus grande importance ; elle débute par l'emploi de l'eau que les parents apportent eux-mêmes et qui doit être pure et limpide, puis on frotte deux ou trois fois soit avec le tsao-tio (2) soit avec du poivre rouge, soit avec du sel marin, soit avec le pe-mi (3).

Après l'avoir ainsi frotté, on l'essuie convenablement.

Au bout de quelque temps, d'autant plus long que la saison est plus froide, les tissus s'imprègnent des vapeurs acides qui s'échappent des substances employées ; c'est à ce moment qu'on voit nettement les diverses colorations soit grise, soit verte, soit rouge, soit noire, qui se manifestent sous l'influence de ces vapeurs et qui constituent autant d'indications relatives à la présence et au siège des blessures que la justice présume être les causes qui ont déterminé la mort.

Ces constatations sont enregistrées, contresignées par les témoins et les parents et il ne reste plus qu'à revêtir le corps de ses vêtements et à le replacer dans le cerceuil sur lequel on trace en caractères peints à la chaux le jour et la date de l'examen qui vient d'être fait ; l'autorité doit exercer une surveillance active sur la sépulture jusqu'au jour où l'affaire est terminée.

---

(1) Elles varient, en effet, suivant l'âge et le rang social du défunt.

(2) Gousses pulvérisées et délayées dans l'eau (gleditschia sinensis).

(3) Sorte d'abricot noirâtre très acide.

Quand le froid est extrême, on doit procéder d'une manière plus complète: on creuse un trou ou fosse profonde de 3 pieds, longue de 5 à 6 et large de 3, dans un sol sec et argileux, afin qu'il soit imperméable ; on le remplit presque jusqu'au bord de branches d'arbres ; on y met le feu et on attend que les parois soient rouges ; peu à peu on retire les tisons et on verse une quantité de vin de riz ou de miel, suffisante pour que de grosses vapeurs se dégagent et remplissent le trou ; à ce moment on couvre l'orifice d'une claie d'osier assez résistante pour supporter le poids du corps sur lequel on étend une grande toile, afin que les vapeurs imprègnent bien le cadavre.

On attend deux heures environ, et on aperçoit ensuite nettement les meurtrissures, soit sur les chairs, soit sur les os qui ont été mis à nu dans les cas de profondes et graves blessures.

Quand la police est informée qu'un cadavre a été vu en quelque endroit, son devoir est de prendre des mesures pour qu'il soit procédé à une expertise immédiate ; si elle ne juge pas qu'on puisse transporter le cadavre parce que cette expertise doit être faite sur place, elle ordonne qu'on étende, tout autour du corps, des cendres, de manière que, si quelqu'un s'approche, la marque des pas puisse être constatée ; de plus un gardien est désigné pour exercer une surveillance active. Il faut bien savoir que lorsqu'un cadavre a séjourné à l'air pendant un certain temps, les cheveux se détachent spontanément, la bouche se déforme, les yeux s'excavent et les vers remplissent plus ou moins les orbites ; en s'approchant, on sent une manvaise odeur s'exhaler de tous les points du corps.

Suivant la saison, ces phénomènes sont d'une intensité qui varie; ainsi, au moment du printemps, alors que les chaleurs commencent à se produire, il ne faut que trois jours environ pour que la coloration noire se manifeste au pourtour de la bouche, du nez, sur le ventre, sur les flancs et sur la poitrine; après une période de deux jours de plus, une liqueur s'écoule des orifices et elle est très fétide ; peu à peu, la peau commence à se détacher; enfin le gonflement général se produit.

Il faut aussi savoir que ces faits sont rapides quand la mort est survenue brusquement, tandis que si elle a été précédée d'une maladie de longue durée qui a amené un grand amaigrissement, ils sont plus lents et n'ont lieu que vers la fin du quinzième jour environ.

En été, il suffit de deux jours pour qu'ils surviennent ; on voit souvent après trois jours, un renversement des lèvres ; la peau se détache et les cheveux tombent d'eux-mêmes; si on aperçoit sur un point spécial des vers, il faut soupçonner qu'il est le siège d'une blessure et la rechercher.

Lorsque le corps est placé dans un endroit tout particulièrement humide, il faut s'empresser de le recouvrir d'une natte, afin qu'il soit à l'abri de l'influence de l'air.

Il y a des blessures vraies et des blessures fausses (1); il faut donc aviser au moyen de les distinguer ; pour y arriver, on agit de la façon suivante : on prend la fleur du laurier et la poudre du hong-mou (2), on les délaie dans l'eau bouillante et on y ajoute de l'alun : on a ainsi une pâte qu'on verse sur la partie suspecte ; si la couleur rouge persiste, on peut croire qu'il s'agit d'une blessure qui a été faite durant la vie, mais si cette coloration ne se montre pas, on conclut à une lésion faite après la mort. On peut également se servir de pe-tze (3), qu'on fait bouillir dans du vinaigre ; dans certaines localités on emploie le ku-chou-pi (4); ses feuilles bouillies donnent lieu aux mêmes effets que les substances précédentes.

Lorsqu'on trempe du papier blanc ou du linge blanc dans du vinaigre et qu'on les place sur une blessure vraie (ante mortem), ils changent de couleur, tandis qu'ils restent avec leur teinte primitive s'il s'agit d'une blessure fausse (post mortem).

Il faut savoir qu'une blessure qui siège sur un point du corps, donne lieu à une extravasation de sang et que celui-ci fait un cercle qui grandit comme un nuage au ciel.

L'auteur passe maintenant à des considérations relatives à la congélation des corps.

La première chose qu'il convient de faire lorsque la justice est requise pour l'examen d'un cadavre congelé, c'est de placer sur le sol des cendres chaudes qu'on recouvre d'une pièce de toile et c'est sur cette pièce qu'on étend ensuite le corps; puis on le lave avec de l'eau bien chaude aussi longtemps que les chairs

---

(1) L'auteur veut dire qu'il y a des blessures *ante mortem* et des blessures *post mortem*.

(2) Bois-rouge, acajou.

(3) Noix de galle.

(4) Espèce que nous n'avons pu déterminer.

restent gelées ; après quoi on procède à l'examen des blessures, en se conformant aux préceptes énoncés plus haut.

Mais il y a des cas où la mort remonte déjà à une époque assez lointaine, de telle sorte que le travail de putréfaction a commencé et que des vers ont détruit plus ou moins les chairs ; c'est alors que la première chose à faire est de bien enlever ces vers et de laver avec soin tout le corps : on voit par là si les os sont dénudés, et s'ils le sont, on recherche les points où ils sont lésés ; pour cela on s'y prendra comme on le ferait pour trouver les blessures des chairs ; lorsque les os sont cassés, il est aussi facile de le constater que s'il s'agissait d'un vase brisé ; mais il y a encore une question à éclairer : c'est de rechercher quelle espèce d'instrument a servi à produire cette fracture : est-ce une pierre, ou un bâton ou un couteau ? L'examen des parties osseuses nécessite, dit l'auteur, des notions d'anatomie que nous nous garderons d'exposer en détail ; nous nous bornerons à indiquer les principales afin de montrer le peu d'exactitude qu'elles ont.

Selon lui, l'homme a dans son squelette 365 os ; ils sont blancs, tandis que ceux de la femme sont foncés.

Il passe ensuite à l'examen des pieds, des mains et des articulations.

Nous avons vu plus haut que le moyen de reconnaître les os d'un père consiste à pratiquer une petite incision sur la peau du fils ; une goutte de sang projetée sur le point blessé indique la parenté ; or, selon l'auteur, ce procédé sert aussi à distinguer les cas ou s'il s'agit d'un frère : pour cela, il faut faire tomber sur un vase une goutte de sang pris sur un doigt du cadavre et le mêler à celui du doigt similaire du frère ; si le mélange se produit, il y a parenté, sinon, il s'agit d'un étranger ; il est nécessaire que le vase soit très propre, ne contienne aucune substance acide, sans quoi l'expérience serait sans valeur ; la même méthode est encore probante si on a affaire au cadavre d'un aïeul, mais il ne faut pas s'en servir pour la recherche de l'identité des femmes.

Il y a des circonstances dans lesquelles un assassin, après avoir perpétré son crime, brûle le corps de sa victime afin de faire disparaître les preuves sur lesquelles la justice pourrait établir sa culpabilité ; il faut donc que les magistrats prennent des mesures qui les éclairent ; pour cela, ils doivent rechercher si le terrain est nu où s'il est recouvert d'herbes; dans ce dernier cas, ils feront brûler ces herbes, puis répandre sur le sol des graines de lin; ces graines se gonflent; leur huile sort et pénètre peu à peu dans la terre, mais en formant des contours qui reproduisent la figure même de l'homme assassiné ; si on y regarde de près, on verra quelques graines arrêtées sur les points correspondants au siège des blessures qui ont déterminé la mort, et en outre, leurs dimensions sont en raison même du nombre de ces graines. Cependant des doutes peuvent subsister au sujet des résultats et il importe de recommencer l'expérience avec une autre substance ; on prend alors du vinaigre qu'on répand sur le sol, puis on dresse une table enduite de You-tshi (1) ; après quelques instants, on voit se dessiner sur la table les traits et les blessures de la personne qui a été assassinée.

Dans les cas où le cadavre a séjourné un temps assez prolongé sur le sol, il est aisé de l'apprécier, car ce cadavre a fumé la terre et, suivant que ce phénomène est plus ou moins marqué, on en conclut à la durée plus ou moins longue de son séjour ; si le sol est rocailleux, il faut faire du feu dessus et y verser du vinaigre ; à l'aide de ces procédés, on peut tirer certains indices qui permettent d'éclairer la justice.

L'auteur prend soin d'ajouter que dans ces cas, les experts doivent se montrer très réservés sur les indications auxquelles ils arrivent d'après l'emploi de cette méthode.

---

(1) Le premier des deux caractères signifie huile ; le second, vernis, substance noire, composée de plusieurs espèces de rhus, entre autres le rhus vernicifera.

LIVRE II.

Dans les anciennes éditions du Si-yuen-luh, ce livre est exclusivement consacré à l'exposé de la manière dont se pratiquent les Lien-yen, c'est-à-dire les descentes de justice et les examens juridiques, et il y a de très longues dissertations philosophiques sur l'utilité, le but, et les résultats de ces Lien-yen ; la vue d'un cadavre, le danger qu'il y a à respirer les mauvaises odeurs qui s'en exhalent, sont des circonstances qui exigent une grande prudence de la part des magistrats qui les ordonnent, et ces formalités doivent en conséquence être restreintes aux homicides et aux suicides, sur le compte desquels il peut exister de grandes présomptions et autant que possible la certitude. L'air peut être corrompu et la chose est grave : d'autre part, lorsque la multitude voit des magistrats qui ne craignent pas de s'exposer aux dangers, elle en conçoit une frayeur salutaire bien capable de détourner du crime ; par conséquent, c'est là un résultat fort précieux que la société doit à ces recherches ; sans doute on peut, continue l'auteur, objecter que les preuves obtenues par ces moyens ne sont pas absolues ; il y a des erreurs possibles, mais quand les faits sont bien nets, ils sont toujours suivis des aveux du coupable. Faut-il se préoccuper des vengeances auxquelles sont exposés les magistrats ? nullement, parce que la justice doit toujours se placer au-dessus de ces considérations.

Tout Lien-yen doit commencer par l'interrogatoire des témoins; il faut s'informer des habitudes de la victime ; y a-il eu une dispute avant l'agression ? Il faut ensuite se faire apporter les objets qui peuvent éclairer la justice, et les faire dessiner au besoin : on résout les questions relatives à la parenté; on s'informe si l'accusé avait des vengeances à exercer, et quand l'interrogatoire est terminé, on fait signer ceux qui ont déposé.

C'est alors que l'examen médical commence et qu'on le dirige suivant les circonstances multiples et variées qu'il comporte. Quand il s'agit de blessures, la première chose à faire est la recherche de l'agent qui les a produites.

Sont-ce des coups de poing ou des coups de pied ?

Les coups de poing atteignent généralement la figure, la poitrine, le dos ou les flancs ; les coups de pied sont lancés le plus souvent sur la région du ventre, surtout si la victime est une femme. Si la face porte l'empreinte d'un coup de pied, il faut présumer que la victime a été d'abord renversée ; il faut savoir que des fractures multiples sur les membres peuvent à elles seules être suivies de mort, et si les chairs sont le siège d'une accumulation de sang, il faut admettre qu'elles ont été faites pendant la vie.

Lorsqu'on a reconnu que c'est un bâton dont on s'est servi, on voit que la blessure est longue, et on en mesure les dimensions : si elle est ronde, on présume que c'est le poing qui a agi ; si elle est ovale, on pense que c'est le pied qui a été l'agent ; si quelqu'un dit qu'il s'est heurté à un obstacle, la blessure doit reproduire la forme de cet obstacle, mais pour cela, il ne faut pas que la peau soit divisée ; il faut aussi savoir si le pied qui est l'agent de la blessure, était chaussé ou non ; la paume de la main ne fait jamais qu'une lésion légère qui en reproduit la forme, tandis qu'un coup de poing laisse des traces au moyen desquelles on distingue les os (c'est-à-dire, sans doute, les têtes des métacarpiens).

S'il s'agit d'un fusil, on voit les orifices des trous produits par le plomb ; quand le ventre est ouvert, on essaie de retirer les grains pour les examiner.

Les briques, les pierres et les autres objets donnent en général aux blessures des formes qui les rappellent, mais si ces blessures sont compliquées de fractures, il faut penser à un instrument en métal, et si on l'a recueilli, on le fait chauffer et on le lave avec du vinaigre, ce qui fait aussitôt apparaître les taches de sang. Celles que fait une hache ont des contours très caractéristiques : une lance en bambou en a également.

Il faut savoir qu'il y a des instruments qui agissent, les uns en piquant, les autres en broyant, les autres en coupant ; il faut aussi être instruit de ce fait que, après la mort, le sang ne coule pas, et que les vêtements ne peuvent pas être tachés par lui.

Quand on présume qu'on est en présence d'un cas de suicide, il est très important de bien examiner l'instrument qui a servi ; on s'enquiert du moment où le fait a été accompli ; est-ce le matin ou le soir ? On note l'âge du mort ; on voit s'il était droitier ou bien gaucher ; si c'est un domestique ou une servante, on se procure le contrat de louage, puis on passe aux particularités relatives à l'attitude du cadavre. On voit si la chevelure est ou non en désordre, si le coup qui a déterminé la mort a été appliqué mollement ou violemment ; lorsque c'est un instrument comme un couteau qui a servi et qu'on trouve la trace de plusieurs coups, on est en droit de soupçonner qu'il s'agit plutôt d'un assassinat que d'un suicide.

Si l'homme en se tuant était dans un état de grande irritation, ses yeux seront trouvés dirigés en haut et les lèvres en contraction ; s'il a accompli son acte dans un moment de tristesse, les yeux et la bouche seront calmes, comme ils le sont aussi lorsqu'on se tue dans le but d'échapper à une condamnation.

Les renseignements relatifs au caractère du sujet, à son humeur habituelle, sont précieux à avoir. La main qui a tenu l'instrument n'a pas la rigidité de l'autre et elle conserve sa souplesse pendant plusieurs jours, tandis que s'il s'agit d'un meurtre, les deux mains sont sans différence sous ce rapport.

Lorsque quelqu'un s'est coupé le poignet, la blessure est nette, les doigts sont intacts, ce qui n'a pas lieu si cette mutilation est due à une agression.

Il y a d'autres genres de suicides : ainsi on peut s'étouffer en plongeant dans la gorge les doigts ; dans ce cas, ceux-ci ont conservé l'empreinte des dents, lesquelles ont des propriétés venimeuses et donnent aux écorchures un mauvais aspect.

Les modes de suicide par la pendaison sont nombreux et on doit les distinguer ; comme précédemment on se renseigne sur la personne suicidée, sur sa famille etc., etc. ; puis on note le lien qui a servi ; est-ce une corde ? est-ce une des choses qui font partie de ses vêtements habituels ? Il faut soigneusement constater la situation du cadavre par rapport aux quatre points de l'horizon ; est-ce une chaise sur laquelle on a monté et qu'on a repoussée ensuite ? On mesure alors la hauteur du point d'accrochement du lien par rapport au niveau du sol ; cela fait on coupe ce lien et on prend le cadavre afin d'en faire l'examen dans un endroit clair : on regarde la gorge et le sillon.

Lorsque le cadavre a été décroché avant qu'on ait averti la police, il faut remplir le plus vite possible cette formalité.

Celle-ci arrivée, s'informe de tout ce qui a trait à la famille ; elle demande les motifs du suicide, se fait remettre le contrat de louage au cas où il s'agit d'un domestique ; on cherche à préciser le moment auquel remonte la mort après qu'on a regardé le pouls pour savoir s'il a bien cessé de battre ; on note si la langue sort de la bouche, on procède ensuite à l'examen du sillon dans le but de constater s'il s'agit d'un suicide ou d'un meurtre après lequel on aurait pendu le cadavre pour faire croire à une mort volontaire ; il faut donc bien regarder la corde et voir si elle est petite ou grosse, si elle répond exactement aux dimensions du sillon : lorsque le lien a exercé une pression sur la mâchoire inférieure, la bouche est close et contractée ; si au contraire elle a pressé sur la partie inférieure de la gorge, elle est ouverte et la langue est plus ou moins sortie de la cavité, la figure est violacée les lèvres grimacent, la salive a coulé sur la poitrine, les doigts des mains et ceux des pieds sont écartés les uns des autre : sur les cuisses, les vaisseaux sont nettement dessinés ; le ventre est affaissé et sa coloration est brunâtre, il y a souvent une chute du rectum avec issue de sang.

Lorsque les pieds du pendu ont pu toucher le sol, le sillon est moins marqué ; il est très profond si le cadavre à pesé d'un grand poids comme lorsqu'il est lourd et gros.

Lorsque la pendaison à lieu dans la cabine d'un bateau, le corps est toujours projeté d'un côté ou d'un autre, et il en résulte que le sillon, au lieu d'être discontinué à la partie postérieure du cou, est absent sur l'une des parties latérales.

Lorsqu'on ne trouve pas de chaise dans l'endroit où le cadavre est pendu, la justice doit présumer un crime, surtout si le point de suspension est très élevé.

Quand le pendu est jeune, la coloration du corps est violette ; mais, s'il s'agit d'un vieillard qui était depuis un long temps malade, cette teinte est plus pâle.

Il y a des cas où la paume de la main est blessée : il s'agit alors d'un sillon qui a été déterminé par la pression de la corde que le malheureux a essayé de saisir pour se dégager.

Quand la suspension n'a pas été assez prolongée pour amener la mort, on ne trouve ni la sortie de la langue ni l'écoulement de stercora.

Quelquefois au lieu d'une corde on trouve une chaîne de fer.

L'auteur rapporte l'observation d'une femme qui fut trouvée pendue à une branche d'arbre ; on regarda son cou et l'on trouva les os de la gorge rompus et les chairs de la nuque blessées.

Lorsque la pendaison est le fait d'un crime accompli pendant la vie, on aperçoit sur le cou les traces d'écorchures qui ont été produites par les ongles de la victime ; celle-ci, en effet à cherché à se dégager de l'étreinte et a produit ces blessures.

La partie antérieure du sillon est toujours plus prononcée que la partie postérieure.

Jamais ce sillon n'est sanguinolent ; il est blanchâtre ; on cherche parfois à le rendre rouge, mais la chose est facile à reconnaître, car les chairs brulées se distinguent bien.

Il faut savoir que les os d'un homme mort par pendaison sont plus rouges que dans l'état ordinaire.

Dans l'assassinat par l'étranglement, il arrive que le meurtrier se sert de ses bras pour manœuvrer le garrot et il en résulte que la victime cherche à se défendre et produit des blessures sur ces bras ; on les distingue aisément.

Si c'est avec la main que le meurtrier agit pour étrangler, la figure de la victime devient rouge, les paupières sont fortement contractées, les yeux deviennent saillants, la bouche s'entrouvre et on peut rencontrer sur le col du malheureux, l'empreinte exacte des doigts du meurtrier.

Quand il s'agit d'accidents produits par le feu, il faut s'informer de la manière dont il a été communiqué à la personne brûlée ; la victime était-elle seule ou en compagnie de quelqu'un ? Quel est son âge ? Si l'on présume qu'il s'agit d'un cas de suicide, on se renseigne sur la situation au point de vue de l'humeur habituelle : la victime avait-elle des dettes ? avait-elle des raisons d'être triste ? Il n'y a que le cas de carbonisation complète qui rende impossible la constatation de la présence des blessures.

Dans le cas de crime, on trouve des cendres dans la bouche et dans les narines, et les mains et les pieds sont crispés ; si la mort a précédé l'incinération, les cendres ne se rencontrent pas dans ces cavités et la contraction des extrémités ne s'est pas produite ; la coloration du corps brûlé avant la mort est jaune, tandis qu'elle est plus foncée si la mort était déjà arrivée au moment de la combustion ; ces phénomènes n'ont lieu que dans l'incinération incomplète. Lorsqu'on prend les os et qu'on les fait tomber sur le sol, s'ils sont sonores, c'est une preuve que la victime a été brûlée vive, mais dans le cas contraire, cette sonorité n'existe pas ; les brûlures qui ne donnent pas lieu à un écoulement d'humeur sont celles qui ont été faites sur un cadavre.

On vient de dire que les traces de blessures n'existent plus sur

un corps brûlé ; mais on peut les faire apparaître indirecte-
ment : pour cela on lave le sol avec du vinaigre dans les points
sur lesquels le corps est resté couché ; après quelques instants
on voit se dessiner les traits de la victime ; ce fait est dû à ce
que l'ESPRIT de la victime est sorti, et est venu imprégner le
sol.

Lorsque la brûlure est produite par un liquide bouillant, la
peau est entamée ; ordinairement cet accident survient lors d'une
chute dans une chaudière et, dans ce cas, c'est la poitrine, la tête
et les mains qui sont surtout atteintes ; quand une brûlure occupe
seulement quelques parties des jambes et des bras, il est rare
qu'elle amène une issue fatale.

Il arriva qu'au temps de l'empereur Tien-lung, un homme du
nom de Lien-tin-pa, fît la rencontre d'un certain Ko-koui-chen,
lequel était un voleur de profession ; il fut un jour pris et
amené devant le juge ; on le regarda avec soin et on s'aperçut
qu'il avait une blessure sur la peau du dos, et que cette blessure
résultait d'une brûlure produite par de l'eau bouillante ; elle
avait comme dimensions en longueur plus de 2 pieds et en largeur environ 4 pouces ; elle était couverte d'humeur ; Ko-koui-chen
fut questionné sur cette blessure ; en même temps Lien-ten-pa
déclara au magistrat qu'ayant pris le larron en flagrant délit, il
le vit s'enfuir, mais que cependant il eut le temps de lui jeter de
l'eau bouillante qui l'atteignit dans le dos ; à ce récit, Ko-kouin-
chen fît l'aveu de sa faute et fut condamné.

LIVRE III.

L'auteur commence ce livre en rappelant ce qui a été déjà dit sur les Lien-yen ou descentes de police et il insiste sur l'instruction secrète qui doit les précéder. Il ne faut pas hésiter à exposer les cadavres complètement débarrassés de leurs vêtements ; le sexe ne fait rien ; la femme elle-même doit être exposée nue ; le rang social de la victime ne doit pas non plus faire obstacle à l'accomplissement de cette mesure.

La constatation de l'identité d'un corps est un fait de grande importance, car une erreur peut entraîner à mille lieues et il faut éclaircir tous les doutes.

L'étude de la strangulation comprend l'examen de cinq espèces principales de procédés employés dans les cas de suicide ; ce sont les suivantes :

1° On se pend en se servant d'un balancier qui enlève subitement du sol et auquel est fixée une corde enroulée autour du cou.

2° On attache une corde à un lieu élevé, on la passe au cou et on se jette en bas de ce lieu.

3° On se met à genou ayant au cou une corde attachée à un point fixe ; alors on se courbe fortement et le lien serre la gorge jusqu'à ce que l'asphyxie soit produite.

4° On se couche sur un arc fortement bandé ; puis on le débande et la corde vient frapper le cou et broyer la gorge.

5° On se sert d'un nœud coulant passant autour du cou et dont l'extrémité se réfléchit sous le pied, puis on serre jusqu'à ce que l'asphyxie soit complète.

Dans les cas de strangulation non plus par suicide, mais par homicide, le corps présente des attitudes ayant des caractères particuliers ; le sillon du cou n'est pas livide quand la pendaison suit la mort déjà produite par des coups ; si on décroche un pendu avant qu'il ait cessé de respirer, on peu le rappeler à la vie ; pour cela, on fait des frictions sur tout le corps et on lui ingurgite du sang sortant de la crête d'un coq ou d'un bouc, et délayé dans du vin de riz chaud.

Il y a des cas dans lesquels la congestion de la face est très prononcée et cependant on ne voit aucune trace de violence sur le cou ; on doit alors penser à une asphyxie résultant de l'introduction dans la gorge, soit d'un bouchon de papier, soit d'un morceau de toile, soit d'un mouchoir ; ces divers objets ne laissent pas de marques apparentes, mais si on porte l'examen du côté de la langue on trouve qu'elle a été mordue dans les mouvements de résistance de la victime ; il y a aussi de l'écume aux lèvres.

Il peut se faire que le cou subissant une forte compression, la mort n'en résulte pas ; dans ce cas il ne faut pas faire prendre à la victime une boisson alcoolique, parce que des accidents mortels se produiraient.

Les suites des rixes sont plus graves quand celles-ci ont lieu entre ivrognes, attendu qu'il peut se faire un transport au cerveau.

Si, après une querelle, l'un des combattants succombe au bout de quelques jours, les magistrats auront à examiner si la mort est la conséquence des coups reçus, ou bien si elle doit être rapportée à une affection préexistante ; une contusion peut avoir lésé un organe intérieur ; souvent le réservoir de l'urine est atteint et dans ce cas il y a pissement de sang.

Il existe des signes qui font présumer que l'inhumation a été hâtive ; dans ce cas, les traits de la figure sont rouges ; les yeux sont injectés de sang et les dents sont elles-mêmes colorées.

L'examen d'une personne morte à la suite d'une maladie et pour laquelle on fait une enquête, exige de grandes précautions ; il faut s'éclairer sur l'époque à laquelle remonte le commencement du mal, et sur la nature de ce mal ; a-t-on recouru aux soins d'un médecin ? Quelle sorte de médicament a-t-il prescrit ? Il faut ne pas oublier que les personnes maigres, comme le sont les mendiants, ont les chairs jaunes ainsi que les dents et les lèvres pendantes ; alors, quand elles viennent à être subitement frappées par le diable, ou par un mauvais vent, ou par un courant néfaste, elles meurent.

Il y a une maladie qui s'appelle Shang-han (1), *fièvre typhoïde*, et qui donne lieu à des accidents du côté de la tête ; dans ce cas le corps devient violet et il se couvre d'un enduit visqueux ; dans

---

(1) Fièvre typhoïde.

la maladie appelée Pan-tchen (2), il y a sur la peau de petites étoiles rougeâtres et peu saillantes.

Lorsque la mort provient d'un grand froid, la figure est blême, les dents sont durcies, les mains sont croisées sur la poitrine. Dans la mort par inanition toute la surface du corps dénote un amaigrissement considérable ; les muscles sont durs ; les yeux restent fermés et les dents sont serrées ; le ventre est contracté, les mains et les pieds sont étendus. Dans la mort à la suite d'une grande frayeur, les yeux sont hagards, la bouche est béante et les bras sont écartés.

A la suite d'une indigestion, si la personne succombe, on trouve en la palpant qu'elle résonne ; s'il s'agit d'un abus de boisson, on devra s'enquérir des habitudes de la victime, car si elle était intempérante, il faudrait présumer qu'il y a eu accident par asphyxie due à l'alcool·

Dans l'ivresse chronique, les dents finissent par s'ébranler les cavités de la bouche et du nez sont tuméfiées, la face est rouge.

Il faut aussi savoir que les excès vénériens finissent par épuiser et entraîner la mort.

Les experts auront constamment à l'esprit cette notion que la maladie possède deux principes ou essences qui sont le YIN et le YANG : le premier de ces deux principes est funeste à l'homme, tandis que c'est le YANG qui est fatal à la femme.

Les magistrats doivent savoir que la mort peut survenir quand des coups n'ont pas été l'objet de soins.

Lorsque quelqu'un meurt écrasé par un lourd fardeau, les deux yeux sortent de leurs orbites, la langue est projetée an dehors, les mains sont contractées, tout le corps est rouge, le sang s'échappe du nez ; dans ce cas, l'examen des os est important, car des fractures ont pu être produites.

Les blessures à la suite d'un écrasement par un poids très lourd ont pour siège ordinaire l'épaule.

Toute gêne apportée à la respiration fait que les deux yeux sont grands ouverts et que la bouche et les narines laissent échapper du sang ; de plus il y a issue de stercora et une rétraction du ventre.

---

(1) Scarlatine.

Lorsqu'une personne est tombée dans un baril rempli de chaux, le nez et la bouche sont pleins de cette substance.

Dans les blessures faites par une ruade soit d'un cheval, soit d'un âne, soit d'un bœuf, il faut examiner avec soin l'empreinte qu'a faite le pied de l'animal.

Lorsque la foudre atteint une personne, tout le corps prend la teinte soufrée; les bras restent étendus, la bouche est béante, les cheveux sont en désordre et on rencontre des traces de brûlures, surtout à la région postérieure du corps.

Quand quelqu'un meurt à la suite de la morsure d'un tigre, les os sont broyés. Cet animal attaque diverses régions du corps suivant l'époque du mois: ainsi dans les dix premiers jours, il saute à la tête ; du dix au vingtième jour, il saute au tronc ; dans les derniers jours il va droit aux jambes.

La morsure faite par la mâchoire d'un cheval ou d'une mule a la forme d'une demi-lune.

La maladie appelée Fong-Kou (1) est constituée par un venin qui s'insinue peu à peu dans le corps; alors le ventre devient dur, les urines sont rendues péniblement; il y a une très grande excitation ; le frisson est extrême ; le malade ressent mieux le froid, le vent, et il en souffre aussi des odeurs trop fortes et du bruit qu'on fait auprès de lui.

Si on a été mordu par un serpent, l'enflure du corps vient vite et on voit des traînées noires sur divers points ; un liquide jaune sort de la plaie, tandis que, si le serpent a mordu un cadavre, la plaie est sèche.

Il y a un **crime** qui consiste dans l'introduction d'un bâton par le rectum; dans ce cas, le corps est ployé en deux ; le sang s'échappe par l'anus, lequel fait saillie au dehors.

Lorsqu'il s'agit d'un cas d'asphyxie par submersion, le magistrat devra s'informer auprès de celui qui le premier a vu le noyé, si le fait est récent ou s'il y a déjà quelque temps qu'il l'a constaté ; l'endroit où il a été trouvé est-il le même que celui où l'accident a eu lieu? Le cadavre venait-il de plus loin? De quelle direction? Le témoin a-t-il assisté à l'accident? A-t-il fait des tentatives pour opérer le sauvetage? A-t-il prévenu aussitôt la police? A-t-il attendu ?

Quand la chose s'est passée dans un lac ou dans un cours d'eau,

____

(1) La rage.

il n'est pas facile de préciser la position qu'occupe le cadavre;
alors on se contente de faire des observations générales.

S'il s'agit d'un étang ou d'un trou assez profond, on pourra
faire des sondages et mesurer la profondeur ; si le noyé est trouvé
flottant ou sur les bords d'un cours d'eau, on notera le nom du
lieu et celui du propriétaire ou du tenancier.

Lorsqu'un noyé a passé un certain temps dans l'eau, il est
tout gonflé et les causes de la mort sont difficiles à mettre au
clair ; souvent la chevelure est tombée; la peau se détache; la
face est bouffie; les lèvres sont pendantes et la bouche béante,
les chairs sont livides, noires; quand ces signes existent, il faut
admettre qu'ils résultent d'un long séjour dans l'eau. Il y a le
cas où la tête et la figure ont des blessures qui sont faites par
quelque instrument piquant; il faut que le magistrat puisse dis-
cerner s'il s'agit d'un instrument metallique ou seulement d'un
morceau de brique contre lequ¹ la victime a pu se heurter ; car,
si la lésion précède l'accident, 1. dû s'écouler du sang et l'aspect de la plaie diffère de celui q lle présenterait si elle avait
été produite après la mort; il im, orte de ne pas commettre
d'erreur à ce sujet. Pareille précaution era prise pour les faits
de suicide dans un puits.

Dans le cas d'un esclave ou d'une femme mariée qui ont été
battus, blessés et sont ensuite allés se précipi. dans un puits,
il est nécessaire de bien noter les sévices dont il. ont porteurs
et qui remontent avant leur suicide.

Au commencement du printemps, le corps reste flottant sur
l'eau assez longtemps, mais moins de temps dans le cours de
cette saison, en été et en automne.

Lorsqu'une enquête éprouve quelque retard et que le corps reste
exposé au vent et au soleil, il a sur la peau des ampoules
blanches.

Lorsque le cours d'eau est profond et large, le corps de l'in-
dividu tué ou suicidé ne vient pas se heurter contre les obstacles
et il ne présente pas de lésions ayant cette origine; mais si le
lieu est peu profond et rétréci, les choses se passent comme
s'il s'agissait d'une chute volontaire ou non dans un puits.

D'une manière générale, il suffit d'une profondeur de trois à
quatre pieds pour se noyer ; par conséquent, lorsqu'on ne constate
pas la présence de lésions sur un cadavre sorti de l'eau, on peut
en inférer qu'il y a eu asphyxie due à la submersion. Lorsqu'on

découvre un lien ou quelqu'autre chose qui paraît suspecte, il faut aussitôt incliner du côté d'un meurtre plutôt que du côté d'un suicide.

Lorsqu'une personne tombe à l'eau, la bouche et les yeux sont ouverts, les mains ne sont pas crispées.

Quelquefois une maladie conduit au suicide.

Il faut bien nettoyer le corps d'un suicidé: on prend d'abord de l'eau, puis du vin; on voit alors la peau blanchir, les chairs et le ventre sont gonflés, le sable qui est sous les ongles ne sort pas.

Lorsqu'un vieillard tombe accidentellement dans l'eau, il n'y a pas de gonflement du ventre.

Le corps d'un homme noyé flotte sur la partie antérieure, bien qu'il ne porte pas de fardeau, tel qu'un sac de monnaie ; le corps d'une femme flotte sur la partie postérieure et la face regarde en haut, les extrémités des membres sont relevées, la bouche est close, les yeux sont ouverts ou non, le ventre est résonnant si on le frappe de la main.

La peau de la plante des pieds est blanche ·et ridée; il y a du sable dans la chevelure, ainsi que sous les ongles. des mains et des pieds, dans les cas où il n'y a pas de chaussures.

Le sable que l'on trouve dans les fosses nasales et dans la bouche témoigne des efforts qui ont été faits pour respirer, tandis que ce signe ne se rencontrera pas lorsque la mort précède la chute dans l'eau.

Lorsqu'une personne a été assassinée et qu'elle a ensuite été jetée à l'eau, la couleur et les chairs sont plutôt jaunes que blanches, il y a du désordre dans la chevelure et pas de gonflement du ventre, les fosses nasales et la bouche ne contiennent pas de able ou de boue, le dessous des pieds ne présente pas de plissements de la peau, et les blessures qui ont occasionné la mort sont livides.

Il y a des corps gras et d'autres maigres ; il faut faire mention de cette particularité, soit dans le cas de meurtre, soit dans le cas de suicide.

Lorsque la chute a lieu dans un puits, on demande au témoin s'il a fait des tentatives de sauvetage, ce qui l'a conduit à croire qu'il y avait un corps dans le puits ; si ce puits ne dépend pas d'une habitation, on s'informe de la manière dont la découverte du corps à été faite.

Le premier indice qui révèle la présence d'un corps au fond d'un puits consiste dans la formation de bulles d'air à la surface de l'eau : c'est un guide pour l'enquête.

Quand le corps est au fond de l'eau, on mesure approximativement la profondeur du puits.

Si le gonflement est produit, on peut voir une extrémité émerger à la surface, excepté si le puits est peu profond.

Quand la chute résulte d'un meurtre ou d'un suicide, la tête présente des blessures qui résultent du frottement contre les briques.

Il faut bien s'occuper de savoir si la personne portait de l'argent ou des objets ayant quelque valeur.

Quand il s'agit d'un suicide, on ne trouve pas d'argent sur le corps.

Les gens qui se noient se jettent ordinairement les pieds en avant ; c'est le contraire qui a lieu lorsqu'on est précipité ou bien lorsqu'on tombe poursuivi par quelqu'un.

Vers l'époque de la cinquième et de la sixième lune, l'air qui s'échappe d'un puits ou d'un tombeau est malsain et dangereux ; en été, l'eau se dessèche, et si l'on veut se laver, on est exposé à mourir suffoqué par des vapeurs empoisonnées ; ainsi, dans les expertises relatives aux cas de suicide, il faut avoir présents à l'esprit ces faits-là.

Lorsque les recherches portent sur une femme morte à la suite d'un avortement, il faut voir si c'est un breuvage qui en est la cause ; il y a une méthode qui consiste à introduire dans les parties de la femme une certaine quantité de mercure ; si cette substance se ternit, il faut penser à des manœuvres abortives (1)

Quand les magistrats, qui ont des soupçons, pensent qu'il s'agit d'un avortement, la sage-femme est appelée ; elle s'informe avec soin de l'époque à laquelle remonte la grossesse ; elle voit si la forme est bien celle d'un fœtus ou bien celle d'un caillot de sang ; ce dernier se décompose, et, après un certain temps, il devient une masse qui exhale une mauvaise odeur ; dans ce cas, on a affaire à un avortement criminel ; on examine la forme du fœtus en le comparant aux états suivants :

1º Après un mois, le fœtus ressemble à une goutte d'eau ;

---

(1) C'est à ce point que s'arrête la traduction du P. Cibot, dans le chapitre consacré aux drogues abortives.

2º Après le deuxième mois, il est comparable à une fleur de pêcher;

3º Après le troisième mois, le sexe peut être discerné;

4º Il a une forme humaine;

5º Après le cinquième mois, les os et les jointures se distinguent aisément;

6º A la fin du sixième mois, les cheveux ont acquis un certain développement;

7º Après le septième mois, la main droite remue à gauche du sein maternel, quand c'est un garçon;

8º Après le huitième mois, la main gauche remue à droite, lorsque c'est une fille;

9º A la fin du neuvième mois, lorsqu'on palpe le ventre, on voit qu'il s'est produit trois changements dans la position du fœtus;

10º Au commencement du dixième mois, l'enfant est complètement développé.

Si l'entrée des parties est obstruée par un amas de sang qui donne une mauvaise odeur, on voit si la mort de la femme vient de la non-expulsion du fœtus, ou si elle est causée par une drogue abortive; le magistrat commis à cette enquête devra noter avec soin toutes les circonstances relatives aux faits; il existe une méthode d'investigation qui consiste à se servir d'une aiguille d'argent servant à la coiffure des femmes; on l'introduit dans les parties; si elle se ternit, on présumera qu'il a été fait usage de drogues abortives; cependant, il ne faut pas subordonner cette conséquence à la méthode. Souvent l'avortement peut par lui-même entraîner la mort par une grande secousse; il faut donc procéder avec prudence et un examen approfondi.

Lorsque l'enquête porte sur un cadavre de fille vierge, on prend note de l'endroit où il a été trouvé; on rassemble les parents, ainsi que deux ou trois voisins; on appelle la van-pou; elle se taille l'ongle de son doigt médius et elle l'entoure d'un morceau de laine; alors, devant l'assemblée, elle introduit ce doigt dans les parties sexuelles; si la laine est maculée de sang rouge, la preuve est faite, et il s'agit bien d'une fille vierge.

Il est nécessaire de toujours examiner avec soin le canal vaginal des cadavres de femme, afin de voir si quelque instrument aigu n'a pas été introduit par cette voie; une blessure superficielle produira une tache rouge dans le voisinage de l'ombilic, mais plus profondément on ne découvrira rien.

Quand le corps des femmes est arrivé à la décomposition, on aperçoit des taches sur l'os du vertex et sur le sacrum.

Il s'agit de savoir si la matrice est remplie par un fœtus : dans ce cas, on ordonne à la van-pou d'exercer avec la main une pression sur le ventre ; si la consistance perçue est celle d'une pierre ou bien d'un morceau de fer, on présume qu'il y a une grossesse.

Lorsqu'une femme meurt assassinée ou en couches, si elle a été déjà mise dans la bière, et si quelques jours ensuite, on vient à l'examiner de nouveau, on verra que l'expulsion du fœtus s'est produite toute seule ; ce fœtus est trouvé placé entre les jambes de la mère ; ce phénomène doit être rapporté à la chaleur et à l'humidité du terrain ; le fait qui suit s'est passé à Ching-ti-cho, au village de Shi-men : le cadavre d'une femme grosse fut enfermé dans un cercueil ; une enquête fut ordonnée et on fit l'exhumation ; alors on aperçut le corps d'un fœtus qui était couché entre les cuisses de la mère.

Voici un autre fait: une femme enceinte s'était jetée à l'eau pour se suicider ; on l'examina et on vit qu'il y avait un fœtus dans la matrice ; un peu plus tard, lorsque les parents faisaient des préparatifs pour ensevelir la femme, le fœtus sortit spontanément.

Très souvent, les veuves et les vierges sont affectées d'une maladie des parties sexuelles ; puis elles se marient ; les deux essences entrent en harmonie ; une forme s'échappe, un monstre, soit un serpent, soit tout autre animal de la même espèce, et parfois il est bien difficile de savoir si l'on a affaire à un fœtus humain.

Quand l'accouchement est provoqué par des sévices, la van-pou examinera si la forme du produit est parfaite ou non ; si la forme n'est pas parfaite, il y a une masse liquéfiée, putride : alors, on peut présumer qu'il s'agit d'un accouchement hâtif et dû aux sévices.

Lorsque la mère a éprouvé une frayeur, son enfant meurt ; le placenta est expulsé ; il est rouge, ramolli et plein de caillots ; si l'enfant meurt après la sortie, son corps est rouge et le placenta est décoloré.

Si le fœtus a été étouffé avec la main ou avec le pied, sa figure est de couleur pourpre.

Au moment des rapports sexuels, il peut se produire une ex-

pulsion de tumeur ; on croit qu'il s'agit là d'un fœtus ; la dé-
termination de la chose est obscure, et elle présente matière à
la discussion.

Cependant s'il s'agit d'un fœtus, il doit être environné de mem-
branes; si c'est une tumeur, c'est un caillot constitué par du sang;
dans ce cas, il revêt l'aspect d'une tortue, et il est causé par l'influence d'une vapeur étrangère: c'est bien peut-être également
un cas de production diabolique; ainsi, il est indispensable de ne
pas confondre ces divers faits.

La mort à la suite des blessures varie suivant les cas.

Quand il s'agit d'un coup de pied qui a porté sur la région du
pubis, la mort peut être la suite de cette violence ; on doit se livrer à un examen sérieux : si le corps n'est pas décomposé, le
siège des blessures considérées en elles mêmes est plus pénible
et exige plus de soins que partout ailleurs. Il y a la méthode des
os que l'on peut choisir, bien que ces parties ne présentent pas d'os
et bien que, aussi, les os voisins ne décèlent aucun vestige de
blessures; il importe, en vérité, que le témoignage fourni par
l'os, situé immédiatement au-dessous du point blesssé, ne permette pas aux assassins de s'échapper aux travers des mailles de
la loi; ainsi, dans ces cas, soit qu'on ait affaire à un homme ou
bien à une femme, la blessure apparaîtra au-dessus de la moi-
tié du corps et non au-dessous; par exemple pour l'homme, le
signe a pour siège les racines des dents du bas ou bien du haut;
si la blessure siège à gauche, c'est au côté droit et vice-versa.
Enfin si c'est sur la ligne médiane, c'est au milieu des dents que
le symptôme se montrera. S'il s'agit d'une femme, les blessures
se montreront aux gencives à droite ou à gauche suivant le cas
ainsi que cela a lieu pour l'homme.

Lorsque la blessure entraîne la mort, l'examen doit porter sur
l'os qui est situé vis-à-vis des trous carrés, lesquels ont revêtu
la teinte rouge-pourpre.

Lorsqu'on a à examiner des blessures qui ont été faites à l'aide
d'un instrument soit en bois, soit en métal, soit autre chose, telle
qu'un morceau de brique, etc., etc., on doit les distinguer : ainsi
celles qui proviennent de l'usage d'une arme en bois, sont obli-
ques, ou bien elles sont circulaires et ont des bords déchiquetés :
elles peuvent également être triangulaires : dans ces circonstances,
l'os est le siège d'une ecchymose qui pénètre jusqu'à son intérieur et paraît même de l'autre côté ; parfois la coloration passe

du rouge au noir ou au bleu, mais dans ces cas, c'est un instrument métallique qui a agi.

Cet instrument affecte des formes très variées ; tantôt c'est un couteau dont on se sert pour sa défense : tantôt, c'est un stylet qui est ténu et fin comme une plume, etc., etc. Toutes ces blessures ont sans doute des caractères communs, car elles traversent les os : et par là, elles diffèrent de celles qui sont produites par des bâtons où des coups de pied qui n'entament qu'à peine ces organes.

Quand une blessure a pour siège un os, et qu'elle est irrégulière, on présume qu'elle est faite avec un instrument en bois.

Quand c'est un instrument tranchant qui a fait la blessure, il faut tout de suite s'enquérir du rang que l'assassin occupe ; on prend les dimensions de l'arme et on en reproduit le dessin sur du papier. Si l'arme n'a pu être retrouvée, l'assassin en fait lui même la reproduction au-dessous de laquelle il appose sa signature.

On limite le degré de parenté qui existe entre la victime et le meurtrier ; on demande s'il y avait de la mésintelligence entre eux.

Lorsque le ventre a été ouvert, les entrailles font saillie au dehors.

Lorsque quelqu'un est attaqué, il étend sa main sur l'endroit vers lequel le coup est dirigé, afin de le parer, et conséquemment il porte une blessure à cette main, mais s'il est frappé promptement sur une région vitale, il peut ne pas présenter ce signe à la main.

Lorsque le crâne a été fracturé, on pourra confirmer le fait en exerçant une pression au moyen du doigt.

Une blessure qui est faite avec un couteau pointu, est large à l'entrée, et étroite plus loin ; avec une épée, elle est étroite si celle-ci n'a porté que superficiellement, mais plus profondément, la blessure est large ; dans une plaie faite avec une lance en bambou, ou bien avec un bâton de coolie, la plaie est irrégulière et déchiquetée.

Il faut porter son attention du côté des vêtements de la victime, et constater la correspondance entre les trous qu'ils portent et le siège des blessures.

On doit regarder comme mortelle toute blessure siégeant à la tête, aux tempes, à l'occiput quand elle a intéressé les os et donné

M.   3 lieu à un écoulement de sang accompagné de matière cérébrale.

En général, les coups portent sur la région antérieure du corps ; l'arme est tenue par la main droite et dirige le coup à gauche. Si l'assassin est gaucher, le coup portera à droite.

Une victime, frappée dans le cours de son sommeil, sera examinée dans le but de savoir la position qu'occupe la porte d'entrée et celle du lit ; on recherchera la manière habituelle dont elle se couche, ainsi que l'attitude qu'elle donne à ses mains et à ses pieds.

Lorsque le meurtrier frappe avec un bras dont il n'est pas habitué à se servir, le coup n'est pas droit ; ainsi, soit un homme ayant coutume d'agir avec sa main droite : s'il veut frapper avec son bras gauche au cou de quelqu'un présentant une position incommode pour lui, l'arme atteindra plus bas et frappera l'épaule.

Si, après un certain laps de temps, la plaie n'a pas laissé de traces, on verse, sur l'endroit blessé, du vinaigre et la blessure reparaît.

Voici un fait de ce genre : un magistrat avait instruit une affaire qui consistait dans une querelle survenue à la suite d'une discussion au sujet d'un prêt d'argent ; il se rendit au village du meurtrier, et il se fit apporter les faucilles des paysans : l'une d'elles lui parut suspecte ; il accusa celui à qui elle appartenait et celui-ci protesta de son innocence ; mais il y avait soixante autres faucilles et la sienne était la seule qui répandait une odeur de sang ; en effet, le magistrat remarqua qu'elle en était maculée ; l'assassin aussitôt confessa son crime.

Les blessures par un couteau diffèrent suivant qu'elles sont faites avant ou après la mort : dans le premier cas, elles sont irrégulières et béantes ; mais, après la mort, elles sont nettes et régulières , avant la mort, elle sont remarquables par la présence d'un sang caillé ; le sang et les chairs qui passent à travers les lèvres de la plaie ont un bon aspect ; pendant la vie, les tissus s'écartent tout autour et, sous la peau, il se forme une ecchymose.

Quand un membre a été coupé, les os, les muscles, la peau, forment une masse gluante ; la peau se détache des autres parties sous-jacentes ; mais si c'est sur un cadavre qui a été coupé en morceaux, les tissus ne changent pas d'aspect.

Lorsque la blessure a été nettoyée, si l'on vient à presser avec les doigts les lèvres d'une plaie, il ne sortira rien et, dans ce cas, on en conclura qu'il s'agit d'une blessure *post mortem*.

Dans le cas de décapitation pendant la vie, les muscles rentrent, la peau se rétracte, les vertèbres font saillie, les épaules paraissent plus hautes. Si cette décapitation est faite après la mort, les signes opposés se montrent et le coup est plus allongé.

Lorsque la tête et le tronc sont dispersés et gisent à des endroits différents, la famille commence par établir l'identité; l'expert prend note de la distance qui existe entre les morceaux du cadavre; alors ce dernier est mis dans le cercueil, on rapproche avec soin les parties et on les compare, afin d'être sûr qu'elles correspondent bien entre elles.

Quand quelqu'un se tue avec un poignard, il faut s'informer de son rang dans la société, de l'heure à laquelle il a accompli son suicide. On demande s'il était gaucher ou droitier; est-ce un esclave? Dans ce cas, on se fait apporter le contrat de vente. Si le coup a été porté au niveau de la gorge, on examinera les parties pour voir si l'œsophage et le larynx ont été atteints.

Quand l'acte a été accompli dans une période de grande excitation, les dents sont fortement serrées, les yeux sont grands ouverts et dirigés en haut.

A la suite d'une secousse morale provoquée par un châtiment, celui qui se tue tient les yeux fermés, la bouche est close; en effet, il envisage la mort comme un simple retour dans sa patrie, et comme une heureuse terminaison des tribulations de l'existence d'ici bas.

Il faut toujours s'enquérir des dispositions habituelles de la personne : a-t-elle un caractère porté à la tristesse? Est-elle jeune, ou bien d'âge mûr, ou est-ce un vieillard? Après un ou deux jours, la main droite d'un homme qui s'est égorgé, est crispée, tandis que la main gauche ne l'est pas; mais s'il s'agit d'un meurtre, les mains de l'assassin ne présentent pas ce signe.

Celui qui se blesse lui même la main ou les doigts se coupe la chair et la peau au même niveau, et s'il a soin de se panser, il ne meurt pas tout de suite, mais s'il ne prend pas cette précaution, les conséquences ne sont plus les mêmes.

Un doigt mordu par quelqu'un sera généralement un cas mortel, parce qu'il y a du poison contenu dans les dents; tout autour

de la morsure, si l'os est attaqué, il se forme une grande quantité de suppuration ; la peau et les chairs se gangrènent, et la terminaison fatale arrive à cause de l'impossibilité de guérir une
telle blessure. On trouvera, dans ce cas, les empreintes laissées
par les dents et une plaie déchiquetée.

LIVRE IV

Une personne peut être empoisonnée par plusieurs espèces de substances :

1º Pi-chouang (1) ; 2º Pa-tiou (2); 3º Schou-mang (3) ; 4º Lang-tang (4); 5º Kou-sin-gen (5) ; 6º Pan-mao-kouan-tsing (6); 7º Koun-oun (7); 8º Hou-man-tsao (8) ; 9º Tou-tan (9) ; 10º Tsao-ou-teou (10); 11º She-ouan (11) ; 12º King-Fen-ping-pien (12); 13º Lou (13); 14º Kin (14) ; 15º Shoui-yin (15) ; 16º Sun-mei (16)

Voici la conduite à tenir suivant qu'on est en présence de tel ou tel de ces divers cas d'empoisonnement.

1º Quand une personne a pris du Pi-chouang, il faut aussitôt

---

(1) C'est un remède dans lequel entre l'arsenic. On l'applique sur les ulcères, il produit souvent des effets toxiques.

(2) Ce serait d'après Morisson un composé formé d'une variété de légumineuse et de rhubarbe, fournissant un drastique énergique ; il est probable que la substance active est le croton-tiglium.

(3) Nom d'une plante (Illicium religiosum) qui empoisonne ou stupéfie les poissons.

(4) Nom d'une médecine vénéneuse, que nous ne pouvons déterminer.

(5) Nom du principe actif des amandes amères.

(6) Mylabris cichorii.

(7) Champignon très parfumé, mais fort vénéneux.

(8) Espèce de convallaria.

(9) Le premier caractère signifie poison, la deuxième herbe que nous n'avons pu déterminer.

(10) Racine d'aconit.

(11) ? Nous n'avons pu déterminer cette substance.

(12) Les deux derniers caractères signifient camphre de Bornéo, les deux premiers sont ceux d'une graine que nous n'avons pu déterminer.

(13) D'après Morisson, c'est le nom d'une plante très odorante.

(14) Nom de l'or qui peut servir de poison.

(15) Mercure.

(16) Gaz du charbon.

la faire vomir avec un remède composé de plusieurs œufs bien battus additionnés d'alun ; mais si déjà le poison a passé de l'estomac dans les intestins, il faut se servir de quatre onces de mine de plomb, qu'on pulvérise bien et qu'on mêle avec de l'eau ; on décante et l'eau que boit le malade a la propriété de neutraliser le poison. On peut également se servir de sang de canard, que l'on boit. Si la personne est très agitée, on lui fait prendre de la bouillie de haricots.

2° Dans cet empoisonnement on broie quelques Musa paradisea et on fait prendre le jus au malade.

3° On fait avaler du jus de haricot noir.

4° On prend du jus de racine de réglisse.

5° C'est un empoisonnement qui fait mourir par une grande faiblesse ; on ranime les forces au moyen du bois de noyau d'abricot, qu'on fait bouillir et dont on boit le jus.

6° On absorbe des œufs frais de poulet ou de canard ; si les dents sont serrées, on les écarte avec un levier en bois.

7° C'est une espèce de champignon, très commun dans les vallées ; plusieurs variétés sont très vénéneuses et elles doivent cette propriété à ce qu'elles sont mordues par un serpent venimeux ; l'odeur seule de ces champignons est délétère ; un prêtre bouddhiste célèbre a indiqué l'eau très froide en boisson, comme un excellent antidote.

8° Dans cet empoisonnement, le sang sort des yeux, du nez, des oreilles ; on prend les œufs qui sont encore dans l'oviducte de la poule, et on les mélange avec du ma-io (chènevis) ; on vomit alors le poison.

9° Les vomissements sont très abondants dans cet empoisonnement ; on prend la décoction de tin-in-koua (1).

10° Il existe une sorte de sucre, Hi-tang, qu'on mélange avec des haricots noirs ; on broie le tout et on verse de l'eau froide ; on avale ce breuvage et on guérit.

11° On mélange le jus de réglisse avec celui d'une plante aquatique (2) avec du jus de petits haricots : cela donne un breuvage qu'on prend froid et qui guérit.

---

(1) Fleur du pavot.
(2) Que nous n'avons pu déterminer.

12° On se procure un vase en plomb ; on y verse quinze cat-
ties de vin et un demi-cattie (1) de fou-ling (2) ; on y ajoute une
certaine quantité de jou-cian (3) ; on porte le tout à ébullition
durant 24 heures, puis on laisse refroidir pour que le poison
puisse s'échapper en même temps que la chaleur ; on fait boire
le breuvage au malade et le poison sort avec les urines.

13° On prend du sel marin qui détruit les effets toxiques de
la plante.

14° La chair de perdrix neutralise les accidents de l'or. Ceux
e l'argent sont combattus par la poudre de la corne du sabot
de brebis : les métaux sortent par l'intestin ; on peut aussi boire
de l'eau de chaux, elle produit les mêmes effets.

15° Le mercure introduit dans l'oreille est toxique, on l'attire
au moyen d'une pièce d'or; si le métal est passé dans le sang, il
se rassemble dans un point du corps; alors vous prenez une pièce
d'or qui chauffe le métal et le fait sortir à travers la peau.

16° Quand on est empoisonné par les gaz du charbon, il faut
de suite sortir le malade, lui faire respirer de l'air frais, puis il
boira de l'eau froide.

Il arrive parfois qu'on ignore le nom de l'agent toxique, dans
ces cas, on fait bouillir ensemble le Kan-tsao et le tsi-mi appelé
aussi tien-kie-keng, et dans le sud de la Chine, tsing-yé-cha-
chen.

Si on a affaire à un empoisonnement dû à un insecte ou à un
ver appelé Yen-tsan-tchoung, il faut agir conformément au pré-
cepte qui suit et qui est donné par un prêtre bouddhiste : on
prend un fragment d'alun, et si cette substance est d'une saveur
agréable, on est certain qu'il s'agit du ver ; dans ce cas, on
prend un morceau de la peau d'une grenade qu'on fait bouillir
et qu'on boit, le ver sort par la bouche du malade.

Il existe un poisson appelé Man-li-yu et qui est un antidote
contre tous les vers venimeux; ce poisson se reconnaît à ses
cinq raies de couleurs variées.

Il faut prendre garde à un ver dangereux qui fréquente les co-
cons de soie et qui s'appelle Kin-Tsan-Choung ; on s'en débar-
rasse en plaçant un hérisson dans l'appartement où il se trouve.

---

(1) Le cattie égale environ 640 grammes.
(2) Plante médicinale qui, d'après la fable, se converti en ambre.
(3) Oliban.

Il existe une espèce d'oiseau appelé le Tiou-miao qui ressemble au faucon ; son bec est rouge, sa chair est très foncée et elle est toxique.

Le Kouen-Khan-tsao est une herbe vénéneuse très commune en Mongolie et qui ulcère promptement les intestins.

Il faut savoir que sur les toits, il pousse souvent une plante vénéneuse ; s'il vient à pleuvoir, l'eau la dissout et peut ensuite se répandre sur les aliments, en filtrant à travers les jointures des tuiles. Il faut éviter de manger des herbes et des animaux qu'on ne connaît pas ; il convient également de s'abstenir de la chair d'un cheval blanc à sabots noirs.

L'eau qui a servi à arroser les fleurs est toxique.

Lorsqu'un poulet se nourrit d'insectes venimeux, il peut le devenir lui-même ; ainsi un homme mourut et on accusa sa femme ; l'autopsie fut faite et on trouva dans son estomac des débris de poulet : celui-ci avait mangé des insectes nuisibles ; les magistrats acquittèrent l'inculpée.

Il y a un ver appelé Cheou-Koun, qui s'introduit dans le thé, il est dangereux et fait mourir.

Le Ia-pien-yen est toxique (1) ; dans cet empoisonnement, la figure devient livide, les doigts portent les marques des petites boules qu'on a préparées pour fumer ; si on porte dans la bouche une fourchette en argent, elle se noircit ; les os sont noirs.

———

(1) C'est-à-dire la fumée de l'opium. Le caractère *Ia* signifie corbeau auquel on compare l'opium à cause de sa couleur noire.

LIVRE V

Ce livre peut être considéré comme la répétition des matières
éparses dans les livres précédents, l'auteur revient sur la question des Enquêtes, et il disserte en vers sur ce sujet, qui lui
fournit l'occasion de moraliser et de philosopher suivant sa fan-
taisie.

Vient alors un supplément où sont exposées les règles établies
par le tribunal de la Justice, au sujet de l'arrangement des diverses parties du squelette : un certain nombre de dessins sont
placés en regard du texte ; on fait ensuite une énumération très
minutieuse des instruments nécessaires à l'examen des cadavres,
énumération que nous avons reproduite en partie au moins, au
commencement du premier livre.

Le supplément se termine par l'analyse d'un ouvrage qui a pour
titre le MIROIR D'OR ou le PRÉCIEUX MIROIR : c'est un ouvrage d'anatomie et de physiologie publié sous les auspices et
par les ordres du collège médical de Pékin ; si on consulte ce
document, on est promptement fixé sur sa valeur, et on voit qu'il
comprend deux catégories principales de données, les unes ont
un semblant de vérité et elles sont fort rares ; les autres sont
naïves, insignifiantes, fausses, souvent absurdes et elles constituent la presque totalité de ce livre d'or, dont le titre est aussi
pompeux qu'usurpé.

Ce cinquième livre se termine enfin par quelques additions
sans la moindre importance pour nous, dont le but, nous le ré-
pétons, est de présenter un simple exposé, suffisant pour donner
une idée de la médecine légale en Chine, des bases scientifiques
sur lesquelles elle repose et des lumières qu'elle a pour mission
de fournir à la jurisprudence.

La division en cinq livres est celle qu'ont adoptée la plupart
des auteurs et, dans sa très intéressante notice, le D\u1d3f Harland
ne mentionne aucune édition ayant d'autre division ; cependant
parmi les anciennes, il y en a quelques-unes dans lesquelles le

nombre des livres n'est pas le même; par exemple, suivant l'analyse du P. Cibot, l'ouvrage qui lui a servi comprend huit livres il en résulte que la répartition des matières n'est pas la même suivant qu'on consulte les éditions anciennes ou les nouvelles; ainsi, le chapitre des empoisonnements appartenant au troisième livre dans la table de la traduction Harland, se trouve au sixième, dans la traduction de Cibot; le livre VII de ce dernier auteur, donne l'indication sommaire d'un chapitre sur l'état de mort causée, soit par une maladie naturelle, soit par des accidents qui ont fait dévier cette maladie de son cours normal par l'administration de remèdes contre-indiqués ou bien donnés en vue de hâter criminellement la mort; c'est alors aux magistrats à rechercher quels peuvent être les motifs qui ont poussé à ce crime; est-ce la vengeance? est ce la cupidité?

Il y a un chapitre sur la responsabilité du médecin; si son ignorance est mise en évidence, il peut encourir la peine de mort.

L'auteur du Si-Yuen, traite aussi la question des châtiments. Bien que le pouvoir du père sur ses enfants soit considérable et que celui du maître sur ses serviteurs et sur ses esclaves le soit également, il arrive cependant que quand les châtiments ont occasionné la mort, le père et le maître encourent une responsabilité et sont punis ; le code règlemente cette responsabilité et établit une échelle de punitions.

Le huitième et dernier livre, est une longue amplification sur la morale, le jeu, la débauche; c'est la misère qu'ils entraînent à leur suite, et la misère conduit alors aux crimes.

Le P. Cibot insiste sur la fréquence du suicide, et, proclamant les bienfaits de la religion chrétienne, il la considère comme étant le seul moyen d'atténuer les maux qui désolent le pays.

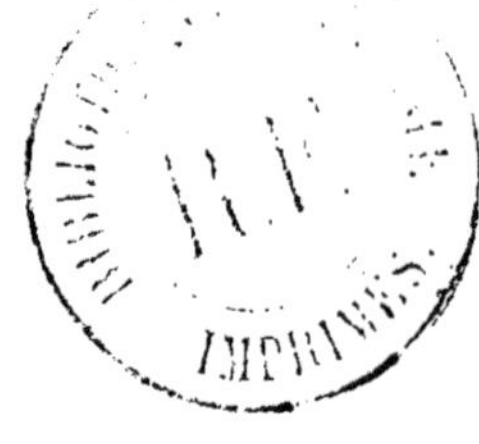

Paris — Typ. A. PARENT, rue Monsieur-le-Prince, 29-31.
A. DAVY, successeur.

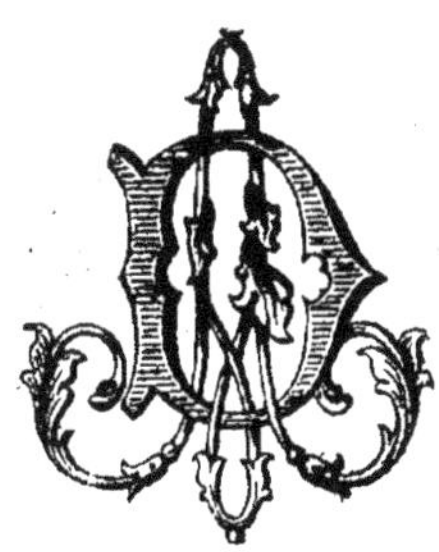

www.ingramcontent.com/pod-product-compliance
Ingram Content Group UK Ltd.
Pitfield, Milton Keynes, MK11 3LW, UK
UKHW031749170726
13836UKWH00002B/954